L'ALCOOLATURE

D'ACONIT NAPEL

DANS LE TRAITEMENT

DU CHOLERA-MORBUS ÉPIDÉMIQUE

PARIS. — IMP. SIMON RAÇON ET COMP., RUE D'ERFURTH, 1.

L'ALCOOLATURE
D'ACONIT NAPEL

DANS LE TRAITEMENT

DU CHOLÉRA-MORBUS ÉPIDÉMIQUE

PAR

E. P. CRAMOISY

DOCTEUR EN MÉDECINE DE LA FACULTÉ DE PARIS,
PHARMACIEN DE PREMIÈRE CLASSE DE LA MÊME VILLE, ANCIEN INTERNE PROVISOIRE
DES HÔPITAUX DE PARIS, PROFESSEUR D'HYGIÈNE ET DE MÉDECINE USUELLE A LA SOCIÉTÉ
POLYTECHNIQUE, MÉDECIN DE LA SOCIÉTÉ DE L'IMMACULÉE CONCEPTION,
DE LA SOCIÉTÉ DES ARTISTES DRAMATIQUES,
DE LA SOCIÉTÉ OUVRIÈRE DES BONS-HUMAINS ET DE CELLE DES BONS-SECOURS,
MEMBRE DE PLUSIEURS SOCIÉTÉS SAVANTES,
FONDATEUR (DEPUIS 1851) D'UN DISPENSAIRE DE MÉDECINE ET DE CHIRURGIE PRATIQUES
DANS LE QUARTIER DU TEMPLE.

PARIS

J. B. BAILLIÈRE et FILS

LIBRAIRES DE L'ACADÉMIE IMPÉRIALE DE MÉDECINE

Rue Hautefeuille, 19

Londres	Madrid	New-York
HIPP. BAILLIÈRE	C. BAILLY-BAILLIÈRE	BAILLIÈRE BROTHERS

LEIPZIG, E. JUNG-TREUTTEL, 10, QUERSTRASSE

1865

MÉMOIRE

PRÉSENTÉ A L'ACADÉMIE DE MÉDECINE DE PARIS
LE 16 JANVIER 1866

ET A L'ACADÉMIE DES SCIENCES (INSTITUT IMPÉRIAL DE FRANCE)
LE 22 JANVIER 1866

L'ALCOOLATURE

D'ACONIT NAPEL[1]

DANS LE TRAITEMENT

DU CHOLÉRA-MORBUS ÉPIDÉMIQUE

Le choléra-morbus épidémique étant une maladie rapide dans sa marche et grave dans ses effets, doit forcément réclamer un traitement prompt et énergique.

De même que les autres maladies pestilentielles ou miasmatiques aiguës ont leurs remèdes simples et restreints, comme le sulfate de quinine dans la fièvre intermittente, la belladone dans la scarlatine épidémique, etc., de même nous conscillons un médicament unique pour guérir le choléra asiatique.

Par l'emploi de ce simple remède, le choléra franc le plus grave disparaît rapidement, ainsi que le choléra à forme ataxique et foudroyante, c'est-à-dire les deux formes presque incurables pour tous les médecins et par tous les traitements.

---

[1] Ne voulant qu'indiquer l'action de ce médicament dans le traitement du choléra-morbus épidémique, nous avons pensé qu'il était tout à fait inutile d'entrer dans les détails de sa pathogénésie.

Bien que notre nouveau médicament, vu le peu de temps qu'a duré à Paris l'épidémie de cette année, ne s'appuie que sur un petit nombre d'observations, nous pensons, en le faisant connaître, être utile aux pays envahis par le fléau, ou à ceux qui vont l'être d'après sa marche probable.

Le choléra-morbus asiatique offre des symptômes tellement tranchés et tellement caractéristiques, qu'une erreur de diagnostic est presque impossible.

Tout le monde reconnaît cette affection, en la voyant même pour la première fois, et tout le monde sait aussi que c'est un des fléaux les plus funestes à l'humanité. Nous n'essayerons donc pas d'en faire l'historique, ni de parler de ses symptômes, de sa marche, de son pronostic. Toutes ces questions ayant été parfaitement décrites par d'autres, nous ne voulons parler ici que du phénomène important qui nous a fait trouver le *spécifique* de cette maladie.

Or, ce phénomène consiste dans l'*altération du sang* et l'*accélération du pouls* qui, pour Boerhaave, ce grand médecin de l'antiquité, était *le seul caractère essentiel de la fièvre*. C'est donc pour nous et pour beaucoup de médecins, Broussais en tête, une violente phlegmasie du tube digestif, et pour M. le professeur Serres une phlegmasie qui a son siége sur les glandes de Brunner et de Lieberkuhn. Et l'action curative de ce puissant antiphlogistique appuie fortement cette théorie.

Le sang, disons-nous, est atteint jusque dans sa source, il ne peut franchir les capillaires, il s'y accumule et produit là ces stases sanguines et cette coloration cyanique que l'on connaît. Il est diffluent comme dans certaines asphyxies, dans la dernière période des fièvres graves, dans certaines fièvres éruptives, soit la petite vérole ou la scarlatine, soit la fièvre jaune ou la peste, etc. Les proportions de ses éléments liquides, comme l'a démontré Becquerel, sont altérés par rapport aux proportions de ses éléments solides. Il est noir, visqueux, semblable à de la gelée de groseille, et ne rougit pas, ou ne rougit que lentement par le contact de l'air. Si, par exemple, on saigne un cholérique et qu'on reçoive quelques onces de sang dans une assiette, la grande densité du caillot, son volume considérable, comparé à la petite quantité du sérum, dénoteront un sang abondant en globules mais pauvre en sérosité. Et, bien qu'on ne trouve pas de couenne inflammatoire à la surface du caillot, ce n'est point une raison pour que l'inflammation n'existe pas ; car *il ne peut y avoir d'accélération du pouls sans fièvre, et réciproquement,* et la couenne fibrineuse ne joue qu'un rôle tout secondaire.

Dans le choléra, comme dans toutes les pyrexies continues, le malade est donc consumé par *la fièvre,* que l'on a jusqu'à présent négligée pour ne s'occuper que des symptômes ou phénomènes manifestes, tels que : vomissements, crampes, diarrhée, etc.

Ce symptôme fébrile commence par un frisson ou mouvement convulsif général, affectant les extrémités des artères et des veines, et particulièrement celles de la périphérie du corps. La suppression des fonctions de la peau et la diminution du volume des parties sous-cutanées l'indiquent d'une manière bien évidente pour tout médecin observateur.

Que l'on regarde, dans la maladie qui nous occupe, la cause de cette accélération du pouls comme un poison qui, en agissant sur toute l'économie et spécialement sur le sang, irrite le système nerveux et augmente les contractions du cœur, peu nous importe. Que le pouls soit à peine perceptible à la palpation, nous ne l'ignorons pas. Que le sang, par sa privation d'eau, circule avec plus de difficulté dans les vaisseaux veineux et artériels, que ces derniers soient contractés par leur élasticité naturelle, et, par conséquent, difficilement perçus, nous n'en disconvenons pas. Mais le grand caractère que nous voulons établir, le caractère essentiel et fondamental de cette maladie, le seul qui nous ait conduit à prescrire ce précieux médicament, c'est l'*accélération* ou l'*augmentation des pulsations*, en un mot, c'est ce qui pour tous les médecins caractérise *la fièvre*. Ce que nous avançons n'est pas une hypothèse, car nous nous rappelons très-bien que tous les cholériques que nous avons examinés, soit en 1849 à la Charité, où nous étions alors interne provisoire, soit en 1854 et en 1865 dans notre clientèle privée, présentaient toujours une augmentation plus ou moins considérable du nombre de pulsations en rapport avec le degré de la maladie, quand, bien entendu, ils n'étaient pas à l'agonie, car à ce moment le pouls disparaît souvent. Les observations qui accompagnent ce travail, et qui furent prises d'après ces principes, prouvent surabondamment la justesse de cette manière de voir.

Mais comme, au commencement de l'épidémie de 1865, nous ne tenions compte, comme tant d'autres, que des symptômes appréciables à la vue, et que nous eûmes le malheur de perdre, en très-peu de temps, quatre malades (deux femmes et deux enfants), auxquels nous avions donné les médicaments prescrits journellement en pareil cas, nous fûmes tout naturellement amené à chercher un remède plus efficace que ceux dont nous nous étions servi jusque-là.

C'est alors que, en raison de la théorie que nous nous étions faite sur le choléra, nous eûmes l'idée d'administrer *l'alcoolature d'aconit napel*, ce médicament étant le plus puissant agent curatif des maladies inflammatoires, le plus grand modérateur et régulateur de la circulation.

Nous prescrivîmes donc quinze à vingt gouttes *d'alcoolature d'aconit* dans six à huit onces d'eau distillée, et nous en fîmes prendre une cuillerée à bouche toutes les dix, vingt ou trente minutes, selon l'intensité de l'affection. Sous son influence les malades se sentirent renaître : la circulation du sang se fit d'une manière plus normale, le pouls se releva, la chaleur intérieure cessa, la soif fut calmée, les vomissements cessèrent, la diarrhée s'arrêta, la cyanose disparut, la face changea d'expression, l'agitation fut remplacée par le calme; la frayeur et la crainte de la mort firent place à la joie et à l'espérance, et, en trois ou quatre jours, les malades furent guéris sans convalescence.

Les douze observations suivantes des différentes formes de choléra guéries par ce remède viennent à l'appui de ce que nous avançons :

Mademoiselle M..., trente-quatre ans, chez madame V..., propriétaire, rue de Paris à Belleville.

Le 19 octobre 1865, deux heures après son dîner, cette malade fut prise, en se couchant, d'un violent frisson et d'un froid général, qui durèrent l'un et l'autre toute la nuit. Le 20, elle se leva le matin comme d'habitude, et deux heures après elle eut tout à coup un vomissement abondant, et rejeta, non digéré, tout le repas de la veille. Au même instant les frissons, qui avaient disparu depuis le matin, revinrent avec plus d'intensité et furent accompagnés d'abondantes déjections alvines et de violentes coliques.

A notre arrivée, deux heures après, nous constatâmes les phénomènes suivants : la face est déjà toute cyanosée, froide et bouffie ; les yeux légèrement excavés, la langue blanche et humide ; il y a un froid glacial de tout le corps accompagné de frissons ; le pouls marque cent-vingt pulsations, il est faible et mou ; la voix est légèrement voilée ; les urines sont supprimées. Elle n'a pas de crampes, mais les vomissements verdâtres persistent, ainsi que les selles caractéristiques blanchâtres. Elle a, en outre, une douleur extrêmement vive qui la déchire et la brûle à l'épigastre.

Nous lui prescrivîmes une potion *camphrée*, et pour boisson une infusion très-chaude de *menthe poivrée*. A cinq heures du soir, l'état de la malade est plus grave : elle s'est légèrement réchauffée, mais les garde-robes et les vomissements persistent, la douleur épigastrique est plus vive, la face plus cyanosée et les yeux très-excavés. Le pouls bat cent trente fois à la minute.

Nous fîmes cesser le *camphre* et prescrivîmes une potion avec quelques gouttes de *veratrum album*, et pour tisane, *ut suprà*.

Le 21 octobre. La malade a été agitée toute la nuit et n'a pas dormi, bien qu'elle n'ait eu que trois vomissements et quatre selles. Un nouveau phénomène est venu compliquer la position : ce sont des crampes très-douloureuses dans les membres inférieurs.

Nous continuâmes le *veratrum* en l'alternant avec le *cuivre*.

Cinq heures du soir. Même état : douleur atroce de brûlement au creux de l'estomac. Pouls plus faible, mais le nombre des pulsations est toujours le même.

Nous continuâmes le *cuivre* et nous remplaçâmes l'*ellébore blanc* par l'*arsenic*.

Le 22 octobre, neuf heures du matin. Tous les symptômes ci-dessus persistent. L'intelligence est nette, mais le moral est abattu. La cyanose est générale. Le pouls est faible, il bat cependant manifestement cent-trente à cent-trente-cinq pulsations à la minute. Enfin la malade est dans la période algide la mieux confirmée.

Notre inquiétude est grande : quatre de nos malades venaient de mourir à cette période ayant présenté les mêmes phénomènes. Cette pauvre fille prenait exactement le même chemin. C'est en désespoir de cause et au pied de son lit que nous eûmes l'idée, en raison de la fièvre manifestée par le nombre de pulsations, de

prescrire l'ALCOOLATURE D'ACONIT NAPEL à la dose de quinze
gouttes dans huit onces de véhicule, à prendre par
cuillerée tous les quarts d'heure, et pour boisson de
petites gorgées d'eau de seltz.

Nous revînmes à trois heures et demie du soir. La
physionomie de la malade n'est plus la même. Elle
s'est sentie renaître, chaque cuillerée de potion allait
droit à son mal, ce sont ses expressions. Nous continuons
le même médicament.

Le 23 octobre. L'amélioration continue. La malade
n'a eu qu'une garde-robes et pas de vomissement.

Les crampes et les brûlements épigastriques ont
cessé. Elle demande à manger ; nous lui permettons du
bouillon de poulet, et lui prescrivons le même remède
par cuillerées toutes les heures, et pour boisson de l'eau
de gomme ou de la tisane de mauve sucrée *ad libi-
tum.*

Le 24. Elle se dit guérie et veut manger. Nous permettons des potages et faisons continuer la potion.

Le 25. Elle se lève quelques heures et ne se sent plus
malade. Elle insiste pour qu'on lui donne une nourri-
ture plus substantielle. Nous permettons du poulet.

Le 26 octobre. A notre visite du matin, mademoiselle
M... est levée et complétement guérie.

DEUXIÈME OBSERVATION.

M. T..., dix-sept ans, passage de l'Ancre.

Ce jeune homme a eu une fluxion de poitrine à douze
ans. Il ne se rappelle pas avoir eu d'autre maladie.

Le vendredi 20 octobre 1865, à midi, ce malade a

ressenti des coliques d'entrailles et a eu plusieurs selles qui, cependant, ne l'ont pas empêché de finir sa journée.

Le soir, en rentrant chez sa mère, il se coucha sans manger, et aussitôt au lit il eut quelques frissons auxquels succéda une très-grande chaleur. Il s'endormit néanmoins jusqu'à minuit, heure à laquelle il fut réveillé par des coliques, des envies fréquentes d'aller à la selle et des vomissements abondants. Il se remit au lit et eut deux heures de calme ; mais, vers trois heures du matin, il fut pris de crampes très-douloureuses dans les mollets, de vomissements verdâtres, de selles blanchâtres, et sa physionomie prit tout à coup une expression si caractéristique, que sa mère, effrayée, nous envoya chercher sur-le-champ.

A notre arrivée, 21 octobre 1865, nous entrâmes dans une petite pièce occupée par deux lits : l'un, à notre droite, contient encore les restes d'un petit garçon qui était mort du choléra, ayant reçu nos soins deux jours auparavant, et auquel nous n'avions pas donné d'*aconit*, ne connaissant pas encore la vertu SPÉCIFIQUE de cette plante dans cette redoutalbe maladie ; l'autre lit, placé à notre gauche et vis-à-vis la face cadavéreuse du petit cholérique décédé la veille, est occupé par un jeune homme de dix-sept ans, ayant la figure toute décomposée, livide, les yeux profondément excavés, la langue froide, le pouls se trouvant et se comptant avec difficulté, la soif extrêmement vive, la respiration courte, la voix presque éteinte, les urines supprimées, la sensation d'une brûlure très-douloureuse au creux de l'estomac, des vomissements verts et des selles blanches toutes les dix minutes, et, enfin, des crampes tellement douloureuses, que le malade ne peut retenir ses cris.

Nous prescrivîmes le *camphre, intus* et *extra*, et pour boisson une infusion très-chaude de *menthe poivrée*.

Nous revînmes à midi. Le malade s'est un peu réchauffé, mais n'a pas uriné, et, aux symptômes ci-dessus sont venus se joindre des hallucinations, des vertiges et de la diplopie. Il voit deux objets et ne les distingue que comme à travers un brouillard.

Nous supprimâmes le camphre et nous fîmes alterner la *belladone* avec l'*ellébore blanc* et pour tisane, *ut suprà*. Le lendemain, dimanche, 22 octobre, jour des funérailles de son petit cousin, le malade est dans un état déplorable. Les vomissements bilieux, les selles blanchâtres et les crampes persistent, l'intelligence est troublée, il parle avec difficulté et sa voix est tout à fait cassée, le pouls accuse cent trente-huit pulsations à la minute.

Nous prescrivîmes contre cette période algide une potion *arsenicale*, et pour boisson de petites gorgées d'eau de seltz, puis nous nous retirâmes le cœur navré, car il était certain pour nous que nous allions compter une seconde victime dans la même famille.

Nous revînmes à quatre heures du soir en sortant de chez mademoiselle M..., où nous venions de constater les effets surprénants de l'ACONIT.

Le pouls est perçu difficilement et marque cent quarante pulsations, la cyanose est générale, l'anxiété extrême, la diarrhée blanchâtre et les vomissements persistent, mais à de rares intervalles.

Nous fîmes cesser tout médicament, et nous prescrivîmes quinze gouttes d'*alcoolature d'aconit* dans huit onces de véhicule, à prendre une cuillerée à bouche tous les quarts d'heure ; même boisson.

Le lundi, 23 octobre, à notre visite du matin, la physionomie de ce jeune homme a une toute autre expression, il n'a ni vomi ni été à la selle, la douleur épigastrique est bien moins forte, la chaleur est revenue, il a uriné dans la nuit, le pouls est plus large, il trouve que sa potion lui a fait beaucoup de bien.

Nous la fîmes continuer par cuillerée d'heure en heure.

Le soir la convalescence est franche, il a bu un petit bouillon dans la journée.

Prescription : *ut suprà*.

Le 24, le malade se dit guéri et demande à manger.

Nous lui permîmes deux potages et nous continuâmes encore par prudence son médicament, mais à doses éloignées.

Le 25, il mange légèrement.

Le 26, il se lève.

Le 27, il est tout à fait rétabli, et nous cessons nos visites.

TROISIÈME OBSERVATION.

Le 22 octobre 1865, madame M..., rue Réaumur, eut des frissons qui furent suivis d'une grande chaleur et d'un très-violent mal de tête. Elle se coucha, pensant que ce n'était qu'une indisposition. Mais, dans la nuit, elle eut des vomissements, de la diarrhée, une barre et des douleurs de tortillement à l'épigastre, et de légères crampes dans les membres.

Elle nous fit appeler le 23, et nous notâmes, avec les phénomènes ci-dessus : la langue blanche, froide et très-épaisse, le facies légèrement décomposé, les yeux peu excavés, mais entourés d'un cercle bleuâtre pathognomonique, le pouls bat cent fois à la minute.

En présence de symptômes en apparence si légers, nous prescrivîmes de l'*ipecacuanha* et pour boisson de l'eau de riz sucrée à volonté.

Le lendemain, 24, cette dame est très-peu soulagée. Nous lui ordonnâmes, en raison des phénomènes saburraux, une potion de *noix vomique*.

Le 25, même état, le pouls indique cent dix pulsations. Nous nous décidâmes, bien que les vomissements et la diarrhée fussent les symptômes prédominants, à prescrire l'*alcoolature d'aconit*, qui nous avait rendu de si grands services dans les cas graves.

Ce médicament fut donné à la dose de dix gouttes dans deux cent cinquante grammes d'eau distillée, et pris par cuillerées de deux heures en deux heures.

Le 26. A notre visite du matin, madame M... est beaucoup mieux. Elle n'a été que deux fois à la garde-robe et n'a pas vomi. La barre et le tortillement d'estomac persistent encore, mais ils sont moins forts. Prescription : *ut suprà*.

Le 27. Elle va bien ; elle a pris deux potages. Nous fîmes encore continuer l'*aconit*.

Le 28. Il n'y a plus trace de maladie, nous cessons nos visites.

QUATRIÈME OBSERVATION.

Madame G..., cinquante-huit ans, rue Saint-Martin.

Le 23 octobre 1865, nous fûmes appelé auprès de madame G..., qui venait d'être prise de crampes dans les membres, d'une douleur épigastrique très-violente et d'un commencement de cyanose. Le pouls marquait quatre-vingt-seize pulsations.

Nous nous enquîmes des antécédents. Or, depuis trois jours, cette malade avait moins d'appétit et éprouvait des malaises : elle était énervée et avait des inquiétudes dans les membres.

Nous prescrivîmes dix gouttes d'*alcoolature d'aconit* dans deux-cent cinquante grammes d'eau, et nous lui en fîmes prendre une gorgée devant nous, puis tous les quarts d'heure une cuillerée.

Le lendemain 24, elle était guérie, et ne s'est pas douté du danger qu'elle avait couru.

Ce cas, bien que léger en apparence, est pour nous le commencement d'un choléra franc. Si nous avons eu à traiter un état relativement moins grave, c'est que nous avons pu enrayer la maladie au début, en nous rendant auprès de la malade aussitôt qu'elle nous a fait appeler.

CINQUIÈME OBSERVATION.

Madame E..., 24 ans, rue des Gravilliers.

Vers les deux heures de l'après-midi, cette femme, d'une bonne santé habituelle, d'une humeur gaie, et

n'étant nullement impressionnée par les bruits alar-
mants du choléra, fut atteinte, le 23 octobre 1865,
en causant chez sa portière, d'une attaque de choléra
si violente, qu'elle s'affaissa tout-à-coup sur elle-même,
en jetant des cris tellement aigus que tous les locataires
de la maison sortirent de leur appartement pour voir ce
qui se passait. En la voyant dans cet état, ils furent tous
effrayés. Deux hommes la transportèrent chez elle au
quatrième étage de la maison. Ces braves gens étaient
tellement émus, qu'ils ne s'aperçurent pas qu'elle avait
la tête en bas et en arrière, et les pieds en haut en avant.
Ils la déposèrent sur son lit, et l'un d'eux, qui est depuis longtemps notre client, nous envoya chercher im-
médiatement.

Nous arrivâmes peu de temps après, et voici ce que
nous constatâmes : cette jeune femme a la figure toute
décomposée ; les orbites profondément excavées, le tour
des yeux, les lèvres, le haut du nez, les oreilles, les
pommettes et l'extrémité des doigts des mains et des
pieds sont fortement cyanosés ; la langue blanche,
épaisse et froide ; tout le corps glacé, malgré les frictions
et les cataplasmes sinapisés ; des crampes dans les
membres supérieurs et inférieurs se manifestant par
des douleurs atroces ; une agitation continuelle, elle ne
peut rester tranquille dans son lit ; une douleur épigastrique très-violente ; le pouls, très-petit, bat cent-vingt-
cinq à cent-trente fois à la minute. Elle a des nausées
et des douleurs d'entrailles, mais n'a pas encore vomi
ni été à la selle.

Pour combattre cet état d'une gravité si manifeste,
nous prescrivîmes quinze gouttes d'*alcoolature d'aconit*

dans deux-cent cinquante grammes d'eau, et nous lui fîmes prendre une partie de la potion en notre présence, le reste toutes les dix minutes, et pour boisson de l'eau sucrée. Le soir elle se trouvait si bien qu'elle nous demanda un bouillon. Nous n'acquiesçâmes pas à sa demande, et nous fîmes continuer le même médicament toute la nuit.

Le 24 octobre, à notre visite du matin, cette indocile malade a déjà pris son café au lait. Elle se dit guérie. La trouvant nous-même dans un état parfait, nous cessâmes nos visites, tout en lui recommandant d'achever sa potion.

SIXIÈME OBSERVATION.

M. B..., cinquante-cinq ans, boulevard du Prince-Eugène.

Le soir du 22 octobre 1865, ce malade fut pris d'un froid aux pieds très-intense. Tant qu'il resta levé il ne put se les réchauffer. Il se coucha à dix heures, et dans la nuit il eut des frissons, des envies de vomir et des selles blanchâtres très-abondantes.

Son fils vint nous chercher le lendemain de bonne heure, et voici ce que nous notâmes au chevet de son lit :

Le 23 octobre 1865. Il ne vomit pas, mais il a des hauts-le-corps insupportables ; il est allé dans la nuit une vingtaine de fois à la garde-robe, et a rendu des matières couleur de café au lait, contenant des grumeaux ressemblant à du lait caillé ; il se plaint d'une douleur atroce au creux de l'estomac ; il a l'abdomen douloureux à la pression ; il n'a pas uriné cette nuit et n'en a pas envie ; il est littéralement gelé, bien qu'il ait deux édredons ; son pouls marque quatre-vingt-quinze pulsations ; ses yeux sont légèrement excavés ; il n'est cyanosé qu'aux extrémités des doigts et des pieds.

Fidèle à nos principes, nous prescrivîmes l'*aconit* à la dose habituelle, et deux heures après ce malade était en transpiration. Avec la réaction, tous les phénomènes indiqués ci-dessus disparurent comme par enchantement. A notre visite du soir, M. B... était beaucoup mieux ; nous continuâmes le même remède.

Le lendemain, 24 octobre, se sentant très-bien, il prend, de son chef, une tasse de café au lait. A notre arrivée nous lui permîmes en outre une légère alimentation, tout en lui faisant continuer la même potion.

Le 25. Il est levé, a déjeûné de son café au lait à sept heures du matin, et d'une côtelette à onze heures. A notre arrivée, il nous montra d'un air joyeux qu'il était à table. « Nous comprenons, — répondîmes-nous, — vous êtes guéri. »

Le bruit de cette cure rapide s'était répandu chez le coiffeur du quartier, et le 26 octobre 1865, dans la nuit, nous fûmes réveillé par le coiffeur lui-même, qui venait nous prier d'aller donner nos soins à la femme d'un de ses amis, atteinte du choléra depuis environ une demi-heure.

L'observation suivante, de cette dame, quoique incomplète, prouvera que notre médicament, s'il ne l'a pas guérie, a probablement enrayé les progrès du mal ; elle n'a pas continué notre traitement.

SEPTIÈME OBSERVATION.

Madame L..., trente-huit ans, boulevard du Prince-
Eugène.

En entrant dans la chambre à coucher de madame
L..., nous ne parvenons qu'avec peine à approcher de la
malade, tant il y a de monde autour de son lit.

Nous avons sous nos yeux le tableau le plus navrant.
Cette femme est assise sur son lit, la chevelure en dé-
sordre, la figure bouleversée et déjà toute décomposée,
pleurant, criant, s'arrachant les cheveux, appelant ses
trois enfants, leur faisant des recommandations que ces
malheureux ne comprenaient pas et n'entendaient même
pas, tant ils poussaient des cris.

Elle se plaint d'une douleur horrible au creux de
l'estomac, de crampes dans les membres; elle vomit
toutes les cinq minutes, et a une très-forte diarrhée;
elle peut à peine répondre à nos questions, qu'elle n'en-
tend presque pas, tant les sanglots de ses enfants et le
bruit confus des voix de tous les assistants sont intenses.
Nous commençâmes par faire cesser le bruit et par ras-
surer cette pauvre malade, puis nous versâmes huit à
dix gouttes d'*alcoolature d'aconit* dans un demi-verre
d'eau, que nous lui fîmes avaler séance tenante.

Sur ces entrefaites le mari arriva, revenant de chercher son médecin, qui, dit-il, venait derrière lui. Nous
cédâmes, en conséquence, la place à notre confrère, qui
était depuis longtemps le médecin du mari; mais, par
bonheur pour la malade, elle avait avalé son verre d'eau
avec l'*aconit*.

Nous apprîmes quinze jours après, par notre client,
M. B...., que cette dame n'avait été que trois jours
malade. Nous ne voudrions pas affirmer que c'est notre
médicament qui a guéri madame L..., et cependant,
d'après ce que nous connaissons de l'*aconit*, ne nous
est-il pas permis de penser qu'il ramena, par son heureuse influence, le calme dans la circulation, et, par
suite, arrêta la maladie dans sa source?

HUITIÈME OBSERVATION.

Madame F..., quarante ans, rue de Poitou.

Pendant vingt-quatre heures, cette dame a eu la
diarrhée prémonitoire dont elle ne s'est pas occupée.

Le 24 octobre 1865, vers les onze heures du matin,
elle eut des vomissements répétés et très-abondants, et,
en même temps, ses selles changèrent : elles devinrent
blanches comme du lait, et mélangées de petits mor-
ceaux blanchâtres comme du riz cassé.

Elle ressentait, en outre, une douleur de crispation
très-vive au creux de l'estomac, le corps était glacé, la
face décomposée et cyanosée; le pouls battait cent dix
fois à la minute.

En raison de ce dernier phénomène, nous prescrivîmes l'*aconit*. Nous conseillâmes à la malade la diète,
pour boisson, l'eau de Seltz, et le surlendemain elle
était guérie.

NEUVIÈME OBSERVATION.

Madame G..., trente-quatre ans, rue Bichat.

Cette malade a été prise tout à coup, dans la nuit du 27 octobre 1865, d'un froid général et d'un très-grand frisson qui durèrent, celui-ci deux heures, et celui-là toute la nuit.

Vers le matin, des vomissements abondants survinrent, et, en même temps, elle eut un poids énorme qui l'oppressa et comme une barre au milieu du corps qui lui occasionna des douleurs épigastriques horribles.

Elle se plaint à nous de coliques d'entrailles comme si on les lui tordait. Elle n'a pas uriné depuis la veille. Son visage est légèrement cyanosé et exprime l'angoisse au plus haut degré. Elle accuse un violent mal de tête et a une très-grande fièvre (cent dix pulsations). Nous lui prescrivîmes dix gouttes d'*alcoolature d'aconit*, et pour boisson une cuillerée d'eau de Vichy dans un verre d'eau sucrée.

Le 28, madame G... va beaucoup mieux.

Prescription : *ut suprà*.

Le 29, elle mange deux potages et se trouve très-bien.

Le 30, elle est entièrement guérie, nous cessons nos visites.

DIXIÈME OBSERVATION.

Madame G..., vingt-six ans, rue Oberkampf.

La mère de cette dame est morte du choléra-morbus

à Saint-Pétersbourg. Quant à elle, elle n'a eu que la rougeole épidémique, étant enfant, et une affection utérine guérie par nous l'an dernier.

Madame G... avait pour amie, dans sa maison, une dame qui fut atteinte du choléra foudroyant, et qu'elle soigna jusqu'au moment de sa mort qui arriva huit heures après.

En quittant cette dame, madame G..., bien que fatiguée et encore sous l'impression de la frayeur, vint nous consulter. Comme nous n'aperçûmes chez elle aucun des symptômes caractéristiques du choléra, nous la rassurâmes, et lui prescrivîmes un médicament approprié à son état.

Le 26 novembre 1865, c'est-à-dire treize jours après cette grande émotion, elle fut prise tout à coup d'une violente attaque de choléra franc. Son mari nous fit appeler, et voici ce que nous constatâmes.

Madame G... est d'une faiblesse extrême; elle n'a pas vomi, mais elle a très-mal au cœur; sa langue est blanche, humide et fraîche; elle a été à la garde-robe vingt à vingt-cinq fois depuis hier soir; et les matières étaient blanchâtres comme de l'eau de riz; la pression abdominale est très-douloureuse, elle éprouve une douleur épigastrique présentant la sensation d'un fer chaud; sa physionomie est altérée et légèrement cyanosée, son pouls est très-faible, mais il marque cent-vingt-six pulsations à la minute; elle se sent glacée extérieurement et brûlée à l'intérieur; elle n'a pas uriné depuis la veille au soir.

En raison de l'accélération du pouls, nous prescrivîmes dix gouttes d'*alcoolature d'aconit*, et pour boisson de l'eau de Seltz.

Le 27, madame G.... va mieux. Elle a uriné, n'a plus mal au cœur et n'a eu que deux selles.

Prescription : *ut suprà*.

Le 28, elle est tout à fait bien. Nous cessons nos visites.

Cinq jours après, madame G... nous fit mander en toute hâte. Les mêmes phénomènes s'étaient reproduits.

Nous prescrivîmes l'*aconit* comme ci-dessus, et l'orage se dissipa.

Enfin, pour la troisième fois, nous fûmes rappelé le 4 décembre dernier. La malade avait encore de la diarrhée, des maux de cœur et cette douleur de brasier ardent à l'épigastre, de la fièvre (cent-vingt pulsations); elle n'avait pas de crampes, mais des frissons et le corps glacé.

Nous lui ordonnâmes, pour la troisième fois, l'*aconit* qui fit tout cesser, et trois jours après, elle était complétement guérie.

ONZIÈME OBSERVATION.

M. F..., quarante-huit ans, rue Vicq-d'Azyr.

Le 3 janvier 1866, ce malade ayant toujours joui d'une bonne santé, quoique faisant un travail très-fatigant, fut pris tout à coup, vers les cinq heures du soir, dans son atelier, d'un frisson accompagné d'un froid général et d'une douleur atroce au creux de l'estomac. Il se reposa un instant et voulut recommencer à travailler, mais il fut forcé d'y renoncer. En revenant chez

lui, il eut plusieurs fois des vomissements qui l'obli-
gèrent de s'asseoir sur les bancs du boulevard de la
Villette. Il mit une heure à faire le trajet de son atelier
à sa demeure, ce qu'il faisait d'habitude en dix minutes.
Enfin, rentré chez lui, il se coucha et toute la nuit fut
mauvaise : il alla cinq ou six fois à la selle et eut encore
plusieurs vomissements verdâtres.

Le lendemain 4 janvier, à notre arrivée, nous constatâmes l'excavation caractéristique des yeux, la cyanose
faciale, le froid de la langue et de la surface du corps,
la douleur pathognomonique du creux de l'estomac, la
diarrhée, les vomissements, l'accélération de la circulation (quatre-vingt-dix-huit pulsations), une céphalalgie
intense, et la suppression des urines.

En présence d'un cas de choléra à forme franche si
bien caractérisée, nous prescrivîmes d'emblée notre SPÉ-
CIFIQUE à la dose de dix gouttes dans deux cent cinquante
grammes d'eau distillée, et de l'eau de Seltz pour boisson.

A notre visite du soir, M. F... est mieux. Il a uriné
deux fois en petite quantité, il n'a eu que trois selles
et pas de vomissements. Il eut dans la journée des sueurs
abondantes.

Prescription : *ut suprà*.

Le 5 janvier. Il va bien quoiqu'il ait encore été trois
fois à la garde-robe. Il n'a plus de nausées, la douleur
épigastrique est bien diminuée, il a encore uriné deux
fois, et son pouls est tombé à soixante-six pulsations.

Nous continuâmes l'*aconit*, et, sur sa demande, nous
lui laissâmes prendre deux bouillons gras.

Le 6. Il va très-bien. Il n'a plus de crampes, l'estomac est encore légèrement douloureux, le pouls est descendu à soixante pulsations.

Nous continuâmes le même remède et permîmes deux potages.

Le 7. M. F... ne nous a pas écouté; il a mangé la veille une cuisse de poulet et ses deux potages.

Il ne se sent plus malade, nous cessons nos visites.

DOUZIÈME OBSERVATION.

M. B..., trente-cinq ans, rue des Gravilliers.

Depuis douze jours ce malade ne peut pas se réchauffer. Chaque fois qu'il mange il est pris de diarrhée et a des nausées sans vomissements.

Aujourd'hui, 4 janvier 1866, nous constatons l'état suivant : anxiété d'esprit, yeux profondément excavés, voix faible, cassée, langue froide; brûlement à l'estomac, abdomen douloureux, selles blanchâtres, vomissements bilieux, pouls sensible et très élevé (cent trente-deux pulsations à la minute), les extrémités digitales bleuâtres. Il n'a pas de crampes, mais il a des inquiétudes dans les jambes.

Nous prescrivîmes quinze gouttes d'*alcoolature d'aconit* dans deux cent cinquante grammes d'eau distillée, et nous lui en fîmes prendre une cuillerée toutes les heures; diète absolue et de l'eau de Seltz pour boisson.

Le 5. Le malade est beaucoup mieux ; il a dormi et a beaucoup transpiré. Il n'a plus d'inquiétudes dans les jambes, il n'a pas vomi et n'a pas été à la selle. Son pouls a sensiblement baissé, il ne bat que quatre-vingt-dix fois à la minute.

Prescription : *ut suprà*.

Le 6. Il a été trois fois à la selle, il se plaint à peine de sa douleur épigastrique. Le pouls indique soixante-dix pulsations à la minute.

Sur sa demande, nous lui permettons deux potages, et nous continuons le même remède.

Le 7. Il va bien. Il a mangé trois potages. Le pouls marque soixante-quatre pulsations.

Le 8. Il est guéri. Il a mangé la veille des aliments solides, et n'a rien ressenti.

CONCLUSION.

Après avoir fourni dans ce mémoire quelques preuves à l'appui de notre opinion sur l'accélération du pouls dans le choléra, après avoir démontré toute l'importance que nous attachons à cette phlegmasie d'une nature toute particulière; et, surtout, après avoir indiqué le remède qui modifie complètement cet état, nous concluons ainsi :

En thérapeutique, les indications fondées sur l'observation sévère et sur des déductions vraies sont fécondes en résultats pratiques ; donc la présence de l'inflammation dans le choléra doit être considérée comme un état pathognomonique, et non comme une complication, ainsi que le veulent la plupart des médecins.

En rattachant le choléra à une phlogose intense, il nous a été facile de trouver un médicament pour la combattre. Et si, jusqu'à présent, les médecins n'ont pas mieux guéri cette maladie, c'est parce que, ne s'occupant que des phénomènes évidents, tels que : les vomis-

sements, les crampes, la diarrhée, etc., ils ont négligé
cette précieuse indication.

Ce médicament, employé journellement en médecine,
bien qu'on ne l'ait jamais donné pour combattre le choléra, est tout simplement l'ALCOOLATURE D'ACONIT
NAPEL, le plus précieux antiphlogistique que nous ayons,
le plus grand modérateur et régulateur de la circulation.

Cette substance végétale est aussi spécifique dans cette
redoutable maladie que le sulfate de quinine dans la
fièvre intermittente.

Nous le donnons dans tous les cas, légers ou graves,
la cholérine, le choléra franc, le choléra ataxique ou le
choléra cyanique d'emblée ou foudroyant, à la dose de
dix, quinze ou vingt gouttes dans deux cent cinquante
grammes d'eau distillée, sucrée au non. Le malade en
prend une cuillerée à bouche toutes les dix minutes,
toutes les demi-heures, ou toutes les heures, selon l'intensité du mal.

Pour boisson, si les malades ont soif, nous donnons, dans l'intervalle des cuillerées, quelques gorgées
d'eau de Seltz ou d'eau sucrée, et, surtout, *nous les lais-
sons tranquilles dans leur lit*, sans recourir à aucun traitement externe.

Nous affirmons que tous les cholériques que nous
avons traités par ce moyen ont été guéris très-rapide-
ment, et si bien, que pour nous, aujourd'hui, le traitement du choléra est extrêmement simple, et sa guérison
certaine, nous pourrions même dire infaillible.

L'*aconit* a une vertu très-puissante et très-singulière
dans cette maladie. Nous avons remarqué que, plus

l'attaque est violente, PLUS CE MÉDICAMENT A DE PUISSANCE, PLUS RAPIDEMENT SA VERTU CURATIVE SE FAIT SENTIR.

En publiant l'heureuse application que nous avons faite de ce médicament pendant la dernière épidémie du choléra, nous avons l'espoir que, en présence des maux récents qui viennent d'accabler certaines contrées de l'Europe, notre communication sera favorablement accueillie par nos confrères de tous les pays, et qu'ils voudront bien, dans l'intérêt de l'humanité, essayer ce nouveau et simple traitement.

DE CRÉMOISY.

Paris, 15 janvier 1866.

PARIS. — IMP. SIMON RAÇON ET COMP., RUE D'ERFURTH, 1.

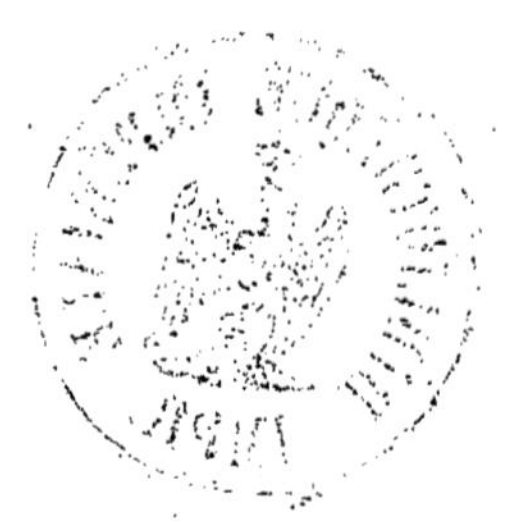

www.ingramcontent.com/pod-product-compliance
Ingram Content Group UK Ltd.
Pitfield, Milton Keynes, MK11 3LW, UK
UKHW021019120726
13693UKWH00005B/2076